AF476026

RÉFLEXIONS
CRITIQUES.

PARIS,

DE L'IMPRIMERIE DE PLASSAN, RUE DE VAUGIRARD.

RÉFLEXIONS

CRITIQUES

SUR UN ÉCRIT DE M. CHOMEL,

AYANT POUR TITRE:

DE L'EXISTENCE DES FIÈVRES;

PAR TH. DUCAMP,

DOCTEUR EN MÉDECINE DE LA FACULTÉ DE PARIS, MEMBRE DE LA SOCIÉTÉ DE MÉDECINE DE LA MÊME VILLE, ET DE PLUSIEURS SOCIÉTÉS SAVANTES.

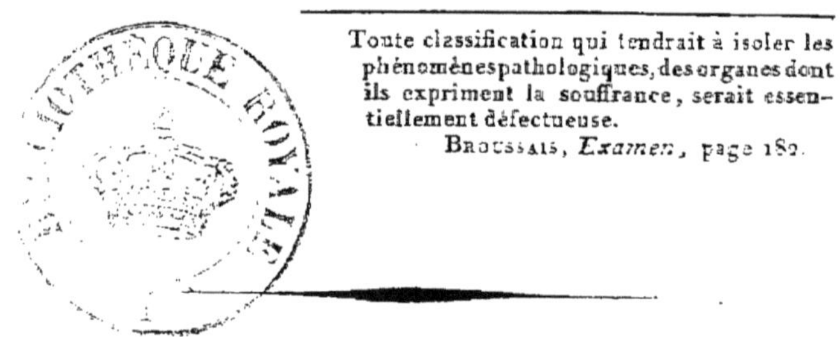

Toute classification qui tendrait à isoler les phénomènes pathologiques, des organes dont ils expriment la souffrance, serait essentiellement défectueuse.

BROUSSAIS, *Examen*, page 182.

A PARIS,

CHEZ MÉQUIGNON-MARVIS, LIBRAIRE,

RUE DE L'ÉCOLE DE MÉDECINE, N° 3.

JUIN 1820.

AVANT-PROPOS.

L'ART de guérir impose à celui qui lui consacre ses veilles des devoirs dont on ne peut envisager l'étendue sans étonnement et sans concevoir la crainte de ne pouvoir les remplir en entier. L'existence de notre semblable est entre nos mains; un écart peut le conduire au tombeau; est-il possible d'envisager une telle responsabilité sans une juste frayeur?..... Quel motif puissant de s'adonner à l'étude! Quel reproche ne doit-on point se faire lorsqu'on ne s'est point livré à toutes les recherches susceptibles de conduire à la connaissance du meilleur moyen de guérir! Le sort de notre vie est donc de travailler sans relâche. Mais le médecin, l'homme réellement philanthrope est-il satisfait lorsqu'il a rempli cette grande obligation? Il peut l'être de ses efforts; mais son cœur est navré lorsqu'il jette les yeux sur les schismes qui déchirent l'art de guérir; lorsqu'il voit que la pratique d'un médecin est entièrement opposée à celle de l'autre. Il en est donc un qui se trompe; il en est un qui ne remplit point le but de son art. Cette idée est bien pénible; mais elle le devient encore davantage quand on se rappelle que tout homme est sujet à l'erreur, et qu'on peut en avoir embrassé une soi-même lorsqu'on se guide d'après une théorie qui n'est point appuyée sur des faits et des succès constans. Celui qui, dans une telle occurrence, néglige de produire les moyens de conviction qu'il possède, est sourd au cri de sa conscience; il ne peut la consulter sans se trouver coupable.

Telles sont les réflexions qui se présentèrent à mon esprit en lisant le Mémoire de M. Chomel, et je pris la plume pour combattre les idées qu'il renferme.

En entreprenant ce travail, je ne me dissimulai point toutes les conséquences que peut avoir pour son auteur un écrit polémique. Mais pourquoi les craindrais-je? Je cherche de bonne foi la vérité. Celui qui me prouvera que j'ai embrassé une erreur me rendra un service dont je lui aurai obligation. On accusera mes intentions peut-être; on dira que l'envie, la haine..... On aura tort. Je ne suis tourmenté ni par l'une ni par l'autre de ces passions. Mon intention n'est point d'attaquer les hommes, mais leurs opinions, et je n'attaque celles-ci que quand je les crois contraires au bien de l'humanité. Je m'élève particulièrement contre celles de M. Chomel, parce qu'elles me paraissent en opposition avec les faits les plus avérés, et qu'elles peuvent conduire aux plus déplorables conséquences. On trouvera peut-être étrange que je me livre à une longue discussion à l'occasion d'un mémoire de peu d'importance. Mais ce mémoire traite d'une grande question, d'une question capitale pour l'art de guérir, et qui n'est point éclairée pour un grand nombre; M. Chomel tente de la résoudre dans un sens, et donne des documens précieux pour la résoudre dans un sens opposé. Ici la vérité réclame ses droits; ces documens ne doivent point être perdus.

Si le cours de la discussion m'oblige parfois à émettre mon opinion sur la doctrine du professeur Pinel, et à m'élever contre elle, c'est toujours avec regret que je le fais. Il n'est pas d'homme pour qui j'aie une estime plus sentie, un respect plus profond que pour lui. Sa longue et laborieuse carrière l'a rendu cher aux amis de l'humanité; son nom tiendra toujours un des premiers rangs parmi ceux des hommes qui ont illustré la médecine par leurs travaux et leurs vertus. La méthode d'observation, dans laquelle il nous a guidés, a préparé le grand pas que la pathologie vient de faire vers la perfection. Personne n'a plus observé que lui. Il a rassemblé tous les matériaux; il ne lui fallait qu'une idée mère, et il élevait à la science un monument indestructible. Cette idée lui a manqué, et il a embrassé des erreurs, graves sans doute, mais qui furent celles de ses devanciers. Je ne puis me persuader qu'il prétende que son système soit bon dans tous ses points; je me complais dans l'idée qu'il désapprouve les bruyantes clameurs de ses sectaires irréfléchis qui s'élèvent contre l'évidence, et souvent même contre ses propres principes : les uns le font par ignorance, les autres avec connaissance de cause.

Dans tous les temps on a vu de pareils scandales. Les premiers nous rappellent la fameuse histoire de la dent d'or. On fit courir le bruit qu'un enfant était né en Italie avec une dent d'or; sur ce les savans prirent la plume, les uns pour prouver la possibilité du fait, les autres pour en démontrer l'impossibilité, et une foule d'écrits furent enfantés sur cette matière. Mais, comme l'observe très-bien un philosophe, avant de tant disputer il fallait s'assurer si le fait existait réellement. Que de gens nous rappellent aujourd'hui cette fameuse dent d'or, à l'occasion des fièvres! Combien ils se seraient épargné de discours fastidieux sur cette grande question, s'ils avaient commencé par s'assurer de l'existence ou de la non existence des faits qu'ils nient!

Les seconds ont vu; mais, enchaînés par une vaine gloriole d'infaillibilité, ou par d'anciens préjugés, ou par des noms fameux, ils se refusent à l'évidence, et nous rappellent une autre dispute non moins scandaleuse : Galien, avide de science et de gloire, mais qui ne put jamais disséquer, nous a laissé une anatomie de l'homme, et bon gré mal gré on la trouvait exacte, quand le jeune et studieux Vesale la trouva pleine d'inexactitudes. Il se livra à l'étude de l'anatomie comparée, et acquit la certitude que Galien avait décrit l'anatomie du singe pour celle de l'homme. On reconnut le fait; mais on ne convint pas que le maître se fût trompé; on dit qu'il n'avait pu le faire, et l'on soutint que la structure de l'homme avait changé depuis l'époque à laquelle il écrivait. On fut plus loin; on accusa l'innovateur d'avoir blasphémé contre l'oracle, on le persécuta!..... Certains hommes seraient-ils plus tolérans de nos jours?

Je les entends crier au scandale dès qu'on attaque leurs idées; je les entends se plaindre avec amertume qu'on manque de respect et d'égards pour des hommes célèbres, parce qu'on élève des doutes sur leurs opinions; je les vois, par une singulière extension des droits de la célébrité, prétendre qu'on viole toutes les bienséances envers le maître, parce qu'on attaque le disciple; je les ai vus se déchaîner contre la chaleur, la véhémence de certaines critiques, auxquelles ils n'ont osé répondre;

mais aussi j'ai entendu les auteurs de ces dernières s'écrier avec l'inimitable Rousseau : » Lorsqu'une vive persuasion nous » anime, le moyen d'employer un langage » glacé? Quand Archimède, tout transporté, courait nu dans les rues de Syracuse, en avait-il moins trouvé la vérité » parce qu'il se passionnait pour elle? » Tout au contraire, celui qui la sent ne » peut s'abstenir de l'adorer; celui qui demeure froid ne l'a pas vue (1). »

---

(1) Lettres écrites de la Montagne, préface.

RÉFLEXIONS

CRITIQUES

SUR UN ÉCRIT DE M. CHOMEL,

AYANT POUR TITRE :

DE L'EXISTENCE DES FIÈVRES :

Mémoire lu à la Société de la Faculté de médecine de Paris.

La grande révolution dont la doctrine des fièvres est menacée, occupe depuis long-temps les médecins ; ils sentent tous qu'il est de la plus haute importance que la science soit enfin fixée à cet égard, et que les dissentions et les incertitudes cessent. Ceux qui demandent une réforme n'ont rien négligé pour arriver au but désiré ; mais leurs antagonistes, ceux qui sont le plus froissés dans cette lutte, se retirent à l'écart, parce que leur manière d'étudier, d'observer et de décrire les maladies étant entièrement différente de celle de l'auteur de la nouvelle doctrine, ils ne pourraient s'entendre (1). Il faut en convenir, voilà une singulière façon de répondre à un homme qui vous accuse, de la manière la plus catégorique, d'avoir conçu et de propager une doctrine médicale funeste à la santé des hommes !

Dans cet état de choses, le mémoire de M. Chomel devait fixer l'attention, parce que ce jeune médecin s'est toujours montré l'un des plus chauds antagonistes de la nouvelle doctrine, et que jusqu'à ce jour cette doctrine n'a point été attaquée d'une manière régulière. De plus, on avait excité notre curiosité en cherchant à nous persuader que la mise au jour du mémoire de M. Chomel serait l'époque d'un événement important pour l'art de guérir; les journaux politiques avaient, à diverses reprises, parlé de ce mémoire de manière à faire

(1) Voyez *Dictionnaire des Sciences médicales*, t. XIX, p. 62.

croire que le nuage qui couvre encore pour quelques-uns la doctrine des fièvres, allait se dissiper, s'évanouir comme une vaine fumée devant les raisonnemens de M. Chomel. Mais voyant que la cure d'une toux, qui n'est point un événement en médecine, était annoncée, par les mêmes journaux, avec presque autant de pompe que ce mémoire, déjà fameux, on pensa qu'il était dans les destinées de notre auteur que la renommée proclamât toutes ses actions, et l'impatience se calma. Néanmoins, les médecins furent piqués de ce que les journalistes connaissaient les nouveautés médicales avant eux; ils trouvèrent mortifiant de n'avoir que des *on dit* sur un mémoire que ces messieurs avaient lu et approfondi; car, comment en auraient-ils entretenu leurs lecteurs sans cela? M. Chomel, lui-même, réveilla bientôt notre impatience, disant, dans une bruyante philippique (1), avoir démontré le point contesté (l'existence des fièvres), dans son mémoire alors manuscrit. L'assurance qui le portait à célébrer ainsi une victoire qu'il n'avait point encore rem-

---

(1) Nouveau Journal, t. IV, p. 68.

portée, fit sourire les uns et excita vivement la curiosité des autres. Enfin, chacun peut aujourd'hui satisfaire la sienne, le mémoire tant désiré a vu le jour; quelques instans suffisent pour le lire, une feuille d'impression le contient (1).

Le point de doctrine mis en question paraît, au premier abord, un des plus faciles à éclairer, et à l'égard duquel il soit le plus aisé de s'entendre. On a prétendu, jusque dans ces derniers temps, que les fièvres existaient sans aucune lésion organique appréciable; M. Broussais prétend, au contraire, que ces fièvres dites essentielles, sont toujours symptomatiques d'une inflammation interne, et que cette inflammation a son principal siége dans la membrane muqueuse qui tapisse les voies digestives. La question est claire, précise et facile à résoudre, tout se réduit à ces deux points: la lésion indiquée existe-t-elle? est-elle assez considérable pour causer les désordres qui caractérisent la maladie?

---

(1) *De l'Existence des Fièvres*, par M. A. F. Chomel. A Paris, chez Crochard, libraire, rue du Cloître-Saint-Benoît, n° 16, in-8° de 16 pages.

Rien de plus facile que de s'éclairer sur le premier point. La lésion est sur la face interne du tube digestif; ne vous bornez donc plus à l'examiner extérieurement, car le péritoine qui le recouvre, ne présente souvent que peu ou point d'altération, dans des cas où la membrane muqueuse est enflammée, ulcérée, et quelquefois même gangrenée. Ouvrez donc le tube digestif; et si vous y trouvez constamment la lésion, doutez jusqu'à ce que vous soyez éclairé sur le second point.

La lésion étant reconnue, répugne-t-il à la raison de l'admettre comme cause prochaine du désordre? Non, sans doute. Toutes les analogies, tout ce que nous connaissons des lois de l'économie, nous portent à le faire. En effet, toutes les inflammations causent un mouvement fébrile plus ou moins prononcé, suivant leur étendue et la sensibilité de l'organe qu'elles affectent: l'inflammation d'un doigt détermine parfois une fièvre violente; celle de l'œil, de l'oreille, en produit une assez vive; cependant ces parties sont peu étendues, ont peu d'influence sur l'ensemble des fonctions qui président à notre existence; que sera-ce donc quand la même lésion attaquera des organes destinés à des fonctions d'où le maintien de la vie dépend, pour ainsi dire, d'une manière immédiate? Or, le tube digestif se trouvant dans cette dernière catégorie, il serait absurde de soutenir que l'inflammation d'un ou de plusieurs de ses points ne peut être suivie des accidens les plus fâcheux; aussi trouve-t-on l'estomac, une partie plus ou moins étendue de l'intestin grêle, et le plus souvent une portion du gros intestin enflammés, ulcérés et même gangrenés sur le cadavre des sujets qui ont succombé à la fièvre adynamique. Frappé de toutes ces circonstances, l'auteur de la nouvelle doctrine a rapporté les symptômes des fièvres à ces lésions qu'il a constamment retrouvées. Voilà sur quoi repose cette doctrine; elle substitue à la science des mots, celle des faits; à des divisions arbitraires, dont on ne pouvait compter le nombre que par celui des auteurs qui ont écrit sur les fièvres, une classification simple et qui se grave facilement dans l'esprit, parce qu'elle y représente des objets bien distincts; enfin elle rend le traitement aussi rationnel qu'il était empirique, aussi efficace qu'il l'était peu sous le règne de la médecine du symptôme. Une telle doctrine ne pouvait manquer de trouver des admirateurs, aussi s'est-elle répandue avec rapidité; mais elle froissait beaucoup d'amours-propres, elle montrait le néant de beaucoup d'écrits, sur lesquels s'appuie la gloire d'hommes dont quelques-uns existent encore : elle devait donc trouver des antagonistes; aussi en compte-t-elle, parmi lesquels se font remarquer deux des rédacteurs du nouveau journal, MM. Chomel et R.

Les lecteurs de ce journal ont pu remarquer que ces deux médecins ne laissaient échapper aucune occasion de porter quelque atteinte à cette doctrine, sans cependant l'attaquer ouvertement. Toutefois, dans le mois de décembre 1818 (1), M. R., en rendant compte d'une thèse de M. Dechénaux, se prononça plus ouvertement qu'il ne l'avait encore fait : » L'auteur de » cette thèse, disait-il, imbu des principes de » l'auteur de *l'examen* critique dont il se dé- » clare le FAUTEUR, pense que ces lésions (l'inflammation et l'ulcération du tube digestif) » sont la cause des phénomènes de la fièvre ady-

(1) Voyez Nouveau Journal de médecine, t. III, p. 325.

» namique, et non *son effet :* il appuie ses rai-
» sonnemens sur l'analogie et principalement
» sur l'efficacité du traitement anti-phlogistique.
» Nous pensons que cette erreur de l'auteur et
» de son maître vient de ce qu'ils considèrent
» la *phlegmasie* comme la maladie elle-même,
» tandis que *la rougeur et l'ulcération ne sont*
» *qu'un phénomène de cette maladie* DONT L'ES-
» SENCE NOUS ÉCHAPPE... » (1). Peut-on concevoir une assertion aussi vague !... Quoi ! la fièvre adynamique produit la rougeur et les ulcérations, une phlegmasie en un mot ! la fièvre adynamique n'est donc point adynamique, car adynamie exprime privation de force, et le mot phlegmasie désigne une maladie causée par une exaltation des propriétés vitales. Ainsi, d'après la singulière théorie de M. R., il faudrait dorénavant placer la fièvre adynamique au nombre des causes de l'inflammation... Que l'on dise à M. R. que toutes les inflammations déterminent de la fièvre, que celle qui est

(1) Je n'aurais point cité ce passage, subversif de tout principe, s'il n'avait un rapport direct avec le mémoire de M. Chomel, qui semble n'en être que le développement.

symptomatique des phlegmasies des organes digestifs, est, de l'aveu de tous les médecins, caractérisée par un pouls petit et accéléré; que dans ces phlegmasies les forces sont anéanties, le moral accablé, les traits profondément altérés, et que cet état adynamique n'est point essentiel, mais symptomatique seulement : il vous répondra qu'on veut faire ployer la nature à des systèmes, et que *la fièvre adynamique est une maladie dont l'essence nous échappe....* Reviendrait-il donc ce bon temps, où, avec quelques mots sonores, on pouvait traiter de tout sans être obligé de rien définir!... Alors, maladie dont l'essence nous échappe, maladie *sui generis*, doute philosophique, pourraient être, au besoin, le corps et l'âme, le commencement et la fin, l'alpha et l'oméga d'un système qui ne serait peut-être pas plus mauvais que celui de Brown.

Mais revenons à M. Chomel. Dans le premier paragraphe de son mémoire, cet auteur pose en principe qu'il est des causes qui agissent spécialement ou même exclusivement sur telle ou telle partie, tandis que d'autres, parmi lesquelles se rangent les substances nutritives et l'air, tendent à modifier l'économie tout entière. Ceci est, ce me semble, créer des fantômes pour avoir le plaisir de les combattre, et mettre en contestation une chose que personne ne conteste. En effet, tout le monde convient que les alimens excitans, pris en certaine quantité, modifient l'économie, qu'ils produisent un état de pléthore, en un mot, la diathèse inflammatoire. Mais quel rapport cela a-t-il avec les fièvres essentielles? Un individu pléthorique, disposé aux inflammations, n'a point de fièvre angioténique, adynamique, ataxique, etc.; il n'est point malade, mais seulement disposé à le devenir. Qu'une cause quelconque détermine un point d'irritation sur quelqu'un de ses organes, ou vienne à interrompre l'égale répartition des liquides, alors une congestion, une inflammation se manifestera, le sujet pléthorique sera atteint d'un catharre pulmonaire ou d'une fièvre adynamique, d'une pleurésie ou d'une fièvre ataxique, tandis qu'un autre sujet, moins prédisposé aux inflammations, n'éprouvera rien.

Le paragraphe II exprime des idées tellement vagues, tant en ce qui appartient en propre à l'auteur, qu'en ce qu'il prête aux *fauteurs* de la nouvelle doctrine, que je ne puis entreprendre de les discuter. Je prie le lecteur de se donner la peine de méditer ce passage; plus heureux que moi, il verra peut-être ce qu'il prouve : j'avoue mon insuffisance, je ne l'ai point vu.

J'arrive au paragraphe III. *Dans les fièvres graves, la mort frappe un certain nombre d'individus, et l'examen des cadavres doit lever toute espèce de doute. Or, voici ce qu'on observe : 1°. chez quelques individus on ne rencontre aucune altération appréciable; 2°. chez d'autres, on n'aperçoit qu'une rougeur légère, et souvent bornée à un très-petit espace du conduit digestif; 3°. chez le plus grand nombre,* LES TROIS QUARTS ENVIRON, *on trouve des ulcères plus ou moins nombreux dans les intestins, vers la valvule iléo-cœcale : les glandes mésentériques correspondantes sont rouges et tuméfiées, la rate est souvent gonflée et convertie en une sorte de bouillie livide ou noirâtre; 4°. dans quelques sujets, on ne rencontre plus que des traces d'ulcères cicatrisés.*

1°. *Chez quelques individus on ne rencontre aucune altération appréciable.* Tout médecin se refusera à prendre en considération une assertion aussi vague, surtout lorsqu'on ne donnera point la description des symptômes qui ont précédé la mort, et qu'on ne décrira pas l'état des organes examinés. Que le lecteur ne croie pas que je veuille nier une chose que je ne puis discuter avec avantage; ce n'est point mon intention. Je conviens qu'on a pu ne trouver aucune altération dans le canal digestif d'individus morts de certaines fièvres. Je pense même qu'il doit en être ainsi quelquefois. M. Broussais a fait dériver les symptômes ataxiques, comme les symptômes adynamiques, de l'inflammation du tube digestif. Je crois qu'il a eu tort, et qu'il a dans ce cas fait jouer un trop grand rôle aux sympathies. On l'accuse de voir des phlegmasies partout, je vais lui adresser un reproche qui paraîtra fort étrange, c'est de ne pas voir assez de phlegmasies dans les cas de fièvre ataxique, et de considérer comme sympathiques des phénomènes idiopathiques dépendant immédiatement de l'inflammation du cerveau ou de ses annexes. Je développerai cette proposition dans un autre écrit qui paraîtra prochainement (1). Qu'il me suffise de

---

(1) Mon intention était de publier ce travail, qui

dire ici que, si dans les cas où M. Chomel n'a rien trouvé, le cerveau était très-ferme, gorgé de sang; s'il existait un épanchement plus ou moins considérable dans ses ventricules et peut-être à sa surface, loin de considérer ces lésions comme rien, je pense qu'elles suffisent pour expliquer les symptômes ataxiques et la mort.

2°. *Chez d'autres, on n'aperçoit qu'une rougeur légère et souvent bornée à un très-petit espace du conduit digestif.* Ce que je viens de dire pour la catégorie précédente est applicable à celle-ci.

3°. *Chez le plus grand nombre, les trois quarts environ, on trouve des ulcères plus ou moins nombreux dans les intestins, vers la val-*

---

est presque achevé, en même temps que celui-ci, dont la mise au jour a été retardée par cette raison; mais plus je m'en suis occupé, plus j'ai senti la nécessité de l'étendre et de le compléter, autant qu'il est en moi de le faire, par des recherches sur les autres fièvres. Les diverses maladies connues sous ce nom ont entre elles la connexion la plus intime; en les séparant j'aurais ôté au sujet une grande partie du puissant intérêt qu'il présente.

vule iléo-cæcale ; les glandes mésentériques correspondantes sont rouges et tuméfiées ; la rate est souvent gonflée et convertie en une sorte de bouillie livide et noirâtre. Il est essentiel de rapprocher ce passage du suivant : *Dans le plus grand nombre des personnes mortes de fièvres graves, on trouve de la rougeur, du gonflement dans une portion plus ou moins étendue du conduit digestif, et des ulcères plus ou moins nombreux. Morgagni avait aperçu ces ulcères, sur lesquels, dans ces derniers temps*, MM. *Prost et* PETIT *ont particulièrement appelé l'attention des médecins ;* CES LÉSIONS SONT TRÈS-COMMUNES, *mais elles ne sont pas constantes, et si les symptômes des fièvres graves existent* QUELQUEFOIS *sans elles* (voilà M. Chomel réduit à chercher des exceptions), *il est permis d'en conclure que ses symptômes en sont ou peuvent en être indépendans.*

En citant M. Petit, et en admettant que les lésions que ce médecin a trouvées chez les sujets morts de ce qu'il nomme fièvre entéro-mésentérique, sont les mêmes que celles que M. Chomel a rencontrées sur les sujets morts de fièvre adynamique, il nous a épargné de longs développemens dans lesquels il nous eût fallu entrer pour réfuter ce passage. M. Chomel reprochait, il y a quelque temps, à M. Broussais de ne pas être à la hauteur des connaissances (1); or, quoique j'aie de la répugnance à faire des reproches, je me vois à mon tour obligé de reprocher ici à M. Chomel de ne pas être à la hauteur des connaissances, d'ignorer même une chose très-essentielle, c'est que la fièvre entéro-mésentérique de M. Petit est une entérite. — Pour les *fauteurs* de la nouvelle doctrine?—Non, M. Chomel, pour votre maître le professeur Pinel; oui, pour le professeur Pinel; et c'est par ses propres argumens, par ses propres paroles que je vais vous réfuter.

» D'après la description de cette maladie » (la fièvre entéro-mésentérique), dit M. Pinel, » donnée avec beaucoup de détail et de soin » par MM. Petit et Serres, *on ne peut méconnaître une véritable entérite* ou *inflammation* » *violente de la membrane muqueuse des intestins* » *grêles vers leur terminaison.* Les symptômes » locaux et généraux *ne sont rien autre que*

(1) Nouveau Journal, t. IV, p. 88.

» *ceux qui surviennent dans les phlegmasies de* » *ce genre*, surtout quand elles portent le ca» ractère atonique, et la *fièvre symptomatique* » qu'on observe ici n'est point d'abord et par » elle-même adynamique ou atonique. *Au plus* » *haut degré* de la maladie, elle prend l'un ou » l'autre de ces caractères, et surtout le pre» mier. On ne trouve donc aucune raison pour » faire d'une pareille maladie un nouvel ordre » de fièvre, et la plupart des médecins étant con» venus maintenant de regarder la fièvre dite » *puerpérale* comme une inflammation du pé» ritoine ou des divers organes abdominaux, » n'admettront, je pense, la fièvre *entéro-* » *mésentérique* que comme *une inflammation* » *des intestins*, loin de la reconnaître pour une » maladie *sui generis* (1). »

J'en demande bien pardon à M. Chomel, mais je plaide ici la cause de mes semblables, et l'humanité m'oblige à tirer des conséquences de ce qui précède : ainsi, de l'aveu de son maître, les trois quarts des sujets que M. Chomel a considérés comme atteints de la fièvre

(1) Nosographie philosophique, 5e édit., p. 496.

adynamique, étaient tout simplement atteints d'entérite ou de gastro-entérite; de l'aveu de son maître, le régime anti-phlogistique est le plus avantageux dans le traitement de cette maladie; un régime stimulant, c'est-à-dire tout opposé, doit donc être le plus désavantageux; donc en l'administrant on a fait tout le contraire de ce qu'il fallait faire pour le bien des malades; donc il est important que tous ceux qui exercent *l'art de guérir* ne suivent pas l'exemple de notre auteur. Ainsi vous qui êtes médecins, rappelez-vous que M. Chomel a trouvé sur *les trois quarts environ* des sujets morts de *fièvre adynamique*, les lésions qui, selon M. Petit, caractérisent la fièvre *entéro-mésentérique ;* rappelez-vous surtout que M. Pinel déclare que la fièvre entéro-mésentérique n'est qu'une *entérite*, et qu'une entérite ne doit pas être traitée par des stimulans.

Revenons. 4°. *Dans quelques sujets on ne rencontre plus que des traces d'ulcères cicatrisés.* J'appliquerai encore à ceci ce que j'ai dit sur le 1°. : il faudrait avoir la description des symptômes qui ont précédé la mort, pour juger ces vagues assertions. Toutefois, j'ai observé dans plusieurs occasions que les symptômes de gastro-entérite disparaissaient lorsque les symptômes d'ataxie, c'est-à-dire d'inflammation cérébrale, paraissaient. Cela pourrait expliquer pourquoi l'on ne rencontre plus que des traces d'ulcères cicatrisés dans le tube digestif. En effet, l'inflammation dont il était affecté dès le début de la maladie, ayant avorté de bonne heure, les signes de son existence peuvent être en partie effacés lorsque la mort atteint le malade.

M. Chomel passe ensuite à des développemens. *En admettant*, dit-il, *que ceux qui ont nié l'existence des fièvres, eussent* CONSTAMMENT *reconnu, ou cru reconnaître des traces d'inflammation dans les intestins ou l'estomac, il ne s'ensuivrait pas que cette inflammation existât* TOUJOURS. (Singulière logique en vérité; vouloir nous prouver que ce qui *existe constamment n'existe pas toujours !*) *Mille faits favorables à leur opinion ne détruiraient pas un seul fait contraire.* Allons, nous nous contenterons d'avoir raison dans la proportion que M. Chomel établit ici.

Notre auteur dit avoir eu, depuis douze ans, d'assez nombreuses occasions d'ouvrir des sujets morts d'affections fébriles, chez lesquels il n'existait aucune altération appréciable dans le tissu des organes. Depuis près de douze ans aussi, je fais des ouvertures de cadavres, j'en faisais beaucoup dans les premières années de ma carrière médicale, et je ne trouvais point les lésions du tube digestif sur les sujets morts de fièvre adynamique. Aujourd'hui je ne suis, malheureusement, plus a portée d'en faire autant; mais ce que je puis certifier, c'est que je n'en ai point fait, depuis que j'ai le bonheur de connaître la nouvelle doctrine, sans trouver des traces non équivoques d'inflammation sur les sujets morts de fièvre adynamique. M. Chomel appelle en témoignage MM. Fouquier et Lerminier: j'ai beaucoup de respect pour ces deux médecins, j'estime leur caractère autant que leur savoir, mais qu'ils parlent eux-mêmes; car si la citation des noms était un argument dans ce cas, je pourrais citer en faveur de ma thèse ceux de plusieurs savans recommandables, et cet argument aurait d'autant plus de poids que ces savans ne furent pas toujours *fauteurs* de la nouvelle doctrine; ce sont des *renégats* de celle que préconise M. Chomel : ils ont eu à opter, avec connaissance de cause, entre deux méthodes, l'une ancienne, généralement adoptée, soutenue par des autorités imposantes, l'autre nouvelle, sans autre appui que l'excellence de ses principes. Qu'un jeune homme s'enthousiasme, rien de plus ordinaire; mais qu'un homme dont l'âge a mûri les idées, qui a profité des leçons de l'expérience, abandonne une manière de faire qu'il suivit long-temps, il faut des raisons, il faut de fortes raisons pour cela! Enfin, après avoir cité le nouveau journal, MM. Récamier, Husson et Lerminier, pour prouver que dans quelques cas on ne trouve point de traces de phlegmasies sur le cadavre de sujets morts de fièvre, notre auteur ajoute : *On a prétendu que dans ce cas la rougeur et la tuméfaction avaient pu disparaître après la mort : mais soutenir une supposition par une autre supposition, n'est-ce pas tourner dans un cercle vicieux?* Je le veux bien; et je n'accorde pas une grande importance à cette preuve; mais il est constant que la rougeur de l'érysipèle disparaît après la mort, et je ne vois pas pourquoi ce phénomène n'aurait pas lieu sur les muqueuses comme sur la peau (1).

---

(1) » Il n'y a pas de doute que pendant la vie, dit

Chez d'autres sujets, a dit notre auteur, il n'existe que quelques taches rouges dans les intestins et l'estomac. Cette rougeur n'est, selon lui, d'aucune importance, parce que M. Béclard l'a rencontrée sur les cadavres de la plupart des suppliciés; M. Magendie, sur les chiens soumis à ses expériences; et M. Lerminier, sur un maçon qui se tua en tombant d'un toit. Cela prouve qu'un coupable peut être conduit au supplice avec une inflammation partielle du tube digestif; ce qui est d'autant plus probable, que de tels hommes sont depuis long-temps dans les prisons et les cachots; qu'ils n'y vivent que d'alimens grossiers et de mauvaise qualité; que le chagrin, le manque d'exercice, etc., ne tardent pas à altérer

---

M. Laennec, la rougeur (d'une membrane enflammée) ne doive être uniforme, et que les intervalles que l'on y observe après la mort, et qui la rendent ponctuée, ne doivent être comparés, ainsi que le faisait Bichat pour des dispositions anatomiques analogues, *à la disparition presque totale de la rougeur* que l'on observe souvent dans les cadavres des sujets morts d'érysipèle (*de l'Osculation médiale*, t. 1, p. 331). »

leur digestion, et qu'ayant presque tous la diarrhée, on doit retrouver sur presque tous des traces d'inflammation du conduit digestif. Les chiens qui servent aux expériences sont des chiens vagabonds, qui cherchent leur nourriture dans les fumiers et les ordures; et quand ils n'auraient pas le tube alimentaire intact, je ne sais pas s'il faudrait beaucoup s'en étonner. Quant au maçon, je l'abandonne, en observant toutefois qu'on se fait des contusions, des échymoses en tombant d'un toit, et que le tube digestif n'en est alors guère plus exempt que le reste du corps.

Des ulcères semblables à ceux que l'on rencontre dans les fièvres graves, existent dans la phthisie pulmonaire, dans la dyssenterie chronique, et sont loin de produire des symptômes pareils à ceux des fièvres. On objectera peut-être qu'une lésion qui se forme lentement produit d'autres effets que celle qui se développe avec rapidité: j'en conviens. Alors point de discussions. *Mais je répondrai que* NOUS CONNAISSONS AUSSI LES SIGNES DE L'INFLAMMATION AIGUE DE L'ESTOMAC ET DES INTESTINS, *et que cette inflammation, lorsqu'elle se montre seule, a des traits fort différens de ceux qui appartiennent aux fièvres graves.*

Il n'est point constant que les médecins de la secte à laquelle appartient M. Chomel, connaissent les signes de l'inflammation aiguë de l'estomac; on est même porté à croire qu'ils ne les connaissent point; et je dirai, pour parler sans détour, que j'ai, quant à moi, la ferme persuasion qu'ils ne les connaissent point; je vais essayer de le prouver. De l'aveu même des antagonistes de la nouvelle doctrine, l'estomac est, par ses fonctions, sa sensibilité et ses rapports sympathiques, un des organes les plus exposés aux inflammations (1). D'après cette disposition, la gastrite aiguë doit se rencontrer souvent dans la pratique, les auteurs doivent nous en donner des exemples nombreux et variés; or, M. Pinel ne nous en a transmis que deux dans sa nosographie, encore les a-t-il empruntés à d'autres écrivains. Dans le premier, la maladie fut causée par des boissons à la glace, prises après une longue course faite durant la chaleur du jour.

---

(1) Voyez *Nosographie philosophique*, t. II, §. 318.

Les symptômes furent ceux du choléra-morbus, et le malade mourut le quatrième jour: l'inflammation était portée jusqu'àla gangrène. Le second est pris dans l'ouvrage de M. Tartrat, c'est un empoisonnement par l'acide muriatique. Certes on ne pouvait méconnaître une gastrite assez aiguë pour produire les symptômes du choléra-morbus, ni celle causée par un caustique. M. Pinel rapporte douze observations de gastrite dans sa Médecine clinique: la première fut causée par la rétrocession de le goutte, et les boissons les plus douces étaient immédiatement rejetées par le vomissement; la deuxième fut méconnue dans le début, car on donna l'émétique à deux reprises différentes; la maladie passa à l'état chronique. L'observation est rapportée jusqu'au cinquième mois, époque à laquelle la maladie existait encore. La troisième est dans le même cas. La quatrième durait encore après le quinzième mois. La cinquième causa la mort, après avoir duré cinq mois; la sixième après onze mois et demi; la septième après six mois: elle fut méconnue dans le début, et exaspérée par l'émétique. La huitième causa la mort après six mois; la neuvième après cinq mois; la dixième après cinq mois; la onzième après quatre mois et demi; et la douzième après seize mois. Ainsi sur quatorze observations rapportées par M. Pinel, il ne s'en trouve pas une de gastrite aiguë proprement dite : la première peut passer pour un choléra-mor bus (1); la deuxième est un empoisonnement; la troisième (première de la Médecine clinique) est une rétrocession de la goutte, et toutes les autres des gastrites très-chroniques. Que conclure de cela? que, eu égard aux causes nombreuses de la gastrite aiguë, il est impossible que cette maladie ne se soit rencontrée très-souvent dans la pratique de M. Pinel, et qu'il l'a méconnue, puisqu'il n'en parle pas. Je dis qu'il l'a méconnué, et la preuve, c'est que tous les cas de vraies gastrites aiguës se trou-

(1) Je ne prétends point par-là séparer le choléra-morbus de la gastrite, mais faire sentir que le choléra-morbus suit une marche beaucoup trop rapide, pour qu'on puisse le donner comme un exemple de gastrite, telle qu'elle doit être dans la grande majorité des cas. Le choléra-morbus est une gastrite *sur-aiguë*, très-rare, comparativement aux gastrites *aiguës* et *sub-aiguës*.

vent dans son premier volume consacré aux fièvres dites essentielles. Si le lecteur veut se donner la peine de prendre ce volume et de me suivre, voilà les notes que j'ai mises en marge de la cinquième édition (1813) : page 52, §. 68, gastrite portée jusqu'à la gangrène; page 55, §. 74, signes de gastro-entérite; page 58, §. 75, gastrite reconnue; page 60. §. 76, gastro-entérite portée jusqu'à la gangrène; page 76, §. 100, symptômes de gastrite; page 78, §. 105, dyssenterie que l'auteur reconnaît être une entérite; page 90, §. 115, gastro-entérite; page 119, §. 146, inflammation, gangrène de la muqueuse gastro-intestinale; p. 128 et 129, §. 156, inflammation de la bouche, de l'œsophage, de l'intestin grêle, du gros intestin, du péritoine, et altérations de tissu de quelqu'un des viscères abdominaux; nous ne sommes qu'au tiers du volume, et en poursuivant, je craindrais de fatiguer le lecteur (1), avec d'autant

---

(1) Cependant je trouve en marge, p. 147, §. 174, AVEU *important;* et je vais citer textuellement l'expression de cet aveu : »La peau, la langue, deviennent sèches, et cette dernière quelquefois dure et racornie

plus de raison que plus on avance dans les fièvres adynamiques et ataxiques, plus les ci-

---

comme un morceau de bois. Chaleur ardente, urine plus pâle et plus claire, *selles fréquentes, liquides et fétides; douleurs d'entrailles* plus ou moins légères, *constantes*, et qui se manifestent *quand on touche le ventre des malades :* ELLES SONT DUES A UN ÉTAT INFLAMMATOIRE DES INTESTINS, tantôt léger, tantôt vif, et qui *est un caractère constant du typhus* dans cette période; car *il ne manque jamais tout-à-fait, et on en trouve toujours des traces sur le cadavre. C'est à lui, plutôt qu'aux embarras des premières voies, qu'on doit le gonflement du bas-ventre, et le météorisme, qui est encore un des phénomènes assez invariables dans cette période : c'est à lui qu'il faut encore attribuer la disposition si constante à la dyssenterie* ». Cela est vraiment philosophique! que nous faut-il de plus? La nouvelle doctrine des fièvres n'est-elle pas confirmée, en grande partie, par ce seul passage, dans lequel l'auteur décrit la fièvre adynamique *en général?* Je l'ai dit bien des fois dans la conversation particulière, et je le répète ici : quand je veux me confirmer dans la non existence des fièvres essentielles, je relis la Nosographie philosophique, et je médite la Médecine clinique du professeur Pinel! Quelle que soit la révolution que la médecine éprouve, ces deux ouvrages auront toujours un grand mérite : l'histoire des ma-

tations deviennent nombreuses. En rencontrant tant de gastrites parmi les fièvres du professeur Pinel, doit-on être étonné d'en trouver si peu parmi ses phlegmasies? Et malgré toutes les épithètes dont on pourra me gratifier, suis-je autre chose que juste, quand je dis que les sectateurs de la médecine du symptôme ont méconnu les signes de la gastrite?

Voilà pour les signes de l'inflammation aiguë de l'estomac; quant à ceux de l'inflammation aiguë des intestins, j'admets qu'on les connaît. Mais je prends pour exemple la fièvre entéro-mésentérique de M. Petit, qui est une entérite pour M. Pinel, et une fièvre adynamique pour M. Chomel, son élève : que le disciple et le maître s'accordent s'ils le peuvent; quant à moi, je déclare, dans toute la conviction de mon âme, que le maître a raison et que le dis-

---

ladies y est tracée avec une grande précision, et surtout avec beaucoup de candeur ; en un mot, la partie descriptive est admirable ; mais la partie systématique.... hélas! nous lui devons la fièvre adynamique, ataxique, etc. !

ciple a tort. Voilà une belle occasion pour ce dernier de montrer son dévouement à la fièvre adynamique; qu'il la défende contre son auteur même.

Revenons au texte. *Toutefois la fréquence des ulcérations intestinales dans le cours des maladies qui nous occupent, offre une circonstance remarquable, et* TOUT PORTE A CROIRE *qu'il existe entre elles une liaison intime.* Donc on n'avait pas jusqu'à ce jour bien connu la fièvre adynamique; car on n'avait tenu aucun compte de ces ulcérations, on ne leur accordait aucune part dans la production des symptômes; on n'établissait entre elles et la fièvre *aucune liaison intime.* Donc il est urgent de modifier l'ancienne doctrine; donc la nouvelle, qui nous éclaire sur ce point, n'est pas aussi *fautive* qu'on voudrait bien le dire, et nous ne sommes plus des novateurs insensés parce que nous n'admettons pas *in globo* tout ce que l'ancienne doctrine enseigne... Mais en quoi consiste cette *liaison intime?* Demandez-le à un médecin étranger à nos débats, posez-lui cette question: On a trouvé sur le cadavre d'un individu dont les jours furent terminés par une affection fébrile, des ulcérations nombreuses dans le tube digestif : quel rapport ces ulcérations avaient-elles avec la fièvre? Il vous répondra ce que M. Pinel a répondu à M. Petit : Cet individu avait une entérite, et la fièvre était symptomatique.

Il est vraisemblable que dans beaucoup de cas où la DIARRHÉE PRÉCÈDE DE LONG-TEMPS *le développement de la maladie à laquelle l'individu succombe,* L'AFFAIBLISSEMENT PROGRESSIF *du malade fait prendre à l'inflammation, d'abord légère, dont le conduit intestinal était le siége, un caractère fâcheux ; que là il existe véritablement une entérite* GANGRENEUSE OU ADYNAMIQUE. Tous les médecins ont vu succomber des individus après des diarrhées chroniques qui s'accompagnaient de fièvre hectique; et les exemples en étaient fréquens dans le temps où l'on traitait la dyssenterie avec la décoction de simarouba, l'écorce de Winter, le cachou, et d'autres toniques au moyen desquels on prétendait relever les forces, et abattre le grand fantôme d'alors, L'ASTHÉNIE. Mais ce n'est point, à ce qu'il paraît, de cela que veut parler M. Chomel; car l'entérite (diarrhée), est, dans ce cas, la seule maladie, c'est elle seule qui cause la mort, et notre auteur dit : *où la diarrhée précède de long-*

temps le développement de la maladie à laquelle l'individu succombe. Cela est fort vague : quelle est cette maladie? Il paraît que c'est une entérite gangreneuse ou adynamique, et c'est le grand fantôme (asthénie, affaiblissement) qui enfante une entérite gangreneuse ou adynamique. Nous voilà dans le vague des expressions, dans le néant des mots; ou, pour me servir des termes de M. Pinel, dans les vaines redondances, dans les mots vides de sens! Gangreneuse ou adynamique, ces deux expressions sont-elles donc synonymes? Pourrons-nous dire fièvre adynamique ou gangreneuse? Dirons-nous *inflammation* (entérite) *adynamique?* alors nous pourrons dire aussi une *sthénie asthénique*, car c'est absolument la même chose qu'une *inflammation adynamique*; cependant la sthénie et l'asthénie sont deux êtres qui ne peuvent exister ensemble; ils se détruisent réciproquement. Nous pouvons bien dire inflammation gangreneuse; mais une telle inflammation n'est point adynamique; loin d'y avoir *privation*, il y a *exaspération* des forces en pareil cas, et c'est à cette exaspération que la gangrène est le plus ordinairement due. A quels écarts n'est-on pas conduit en médecine, quand on cesse de prendre pour guide les lois qui président à notre existence ; quand on abandonne la physiologie ; quand, comme notre auteur, on porte l'aveuglement jusqu'à se glorifier de cet abandon !..(1).

Mais l'entérite gangreneuse ou adynamique, dont il vient d'être parlé, est rare, *et beaucoup de circonstances*, dit *M. C., me portent à considérer* LES ULCÉRATIONS *comme n'étant, chez* LA PLUPART (2) *des sujets, que* L'EFFET *et non la cause de l'affection fébrile.* Ainsi notre auteur, ne se contentant pas de l'argument expéditif de son confrère, *l'essence nous échappe*, va nous prouver comment la fièvre adynamique est une cause d'inflammation. Voilà sur quoi il fonde cette opinion.

1°. *Les signes qui annoncent la formation des ulcères, tels que le météorisme, l'excrétion de matières sanieuses, la sensibilité du ventre et*

---

(1) »On reproche à la médecine moderne de ne pas avoir pris pour base les théories physiologiques ; ce sera là, je n'hésite point à le dire, son plus beau titre de gloire.» Chomel, nouveau journal, tom. v, pag. 67.

(2) Je reviendrai sur ce mot.

particulièrement du flanc droit, ne surviennent chez la plupart des sujets qu'à une époque assez avancée de la maladie, vers le dixième jour environ : dans plusieurs cas même, ce n'est qu'à cette époque que le dévoiement commence. Il existe des ulcères dans le tube digestif des sujets morts de fièvre adynamique, et notre auteur paraît vouloir poser en principe que ces ulcères ne se manifestent qu'au dixième jour de la maladie, et que par conséquent celle-ci n'est point produite par ceux-là. J'admets très-volontiers que, dans la plupart des cas, il n'existe pas d'ulcères dans le tube digestif avant le dixième jour; mais ces ulcérations surviennent-elles tout à coup à cette époque, ou sont-elles précédées d'une lésion quelconque? Ces ulcérations constituent-elles à elles seules une affection pathologique, ou n'en sont-elles au contraire qu'une conséquence, qu'un résultat? Voilà ce que M. Chomel aurait dû examiner. S'il l'avait fait avec soin, il n'aurait point hasardé son raisonnement anti-physiologique. Puisqu'il ne l'a point fait, je m'en vais essayer de le faire; je vais passer en revue les causes des ulcérations.

Ces causes sont : 1°. l'application violente

d'un corps étranger produisant une plaie avec perte de substance : cela n'existe point dans le cas qui nous occupe ; 2°. le contact des escarrotiques et des caustiques : cela n'a pas lieu non plus ; 3°. des ulcérations peuvent venir à la suite d'une inflammation qui se termine, pour ainsi dire, par elles ; mais alors cette inflammation a parcouru toutes ses périodes, d'accroissement, de développement complet et de déclin. Or, les ulcérations ne se manifestant qu'au déclin, l'inflammation préexistante doit nécessairement avoir causé un mouvement fébrile proportionné à sa violence. Prenons un exemple : un sentiment de pesanteur et de chaleur se fait ressentir dans une partie de notre corps, le bras, par exemple ; bientôt une légère élévation se fait apercevoir ; la peau se colore, devient chaude ; une douleur obtuse se fait ressentir ; la tuméfaction augmente, s'étend aux parties voisines, ainsi que la chaleur et la rougeur, qui deviennent également plus vives ; la circulation générale est accélérée, la peau est plus chaude que dans l'état naturel, la soif plus vive, en un mot, il y a fièvre. Le désordre augmente, la douleur devient plus aiguë et pulsative, mais bientôt les symptômes cessent de s'accroître, diminuent; la rougeur, la tuméfaction, abandonnent les parties éloignées du centre du mal, la fluctuation est manifeste, plus tard le pus se fait issue au dehors; il y a solution de continuité, *ulcère*, mais la fièvre a précédé de bien long-temps cet ulcère. Je pourrais en dire autant de la variole, du zona, etc.; nous verrions également les pustules poindre, s'étendre, se remplir d'une matière puriforme, et quand elles se rompent, faire place à de petites ulcérations. 4°. Les ulcérations peuvent encore se manifester d'une autre manière : l'inflammation est très-vive, la tension excessive, les douleurs atroces; la partie enflammée, d'abord d'un rouge vif, prend une teinte violette; des escarres gangreneuses se manifestent, et si l'individu survit à cet accident, ces escarres se détachent et font place à des ulcérations. Cela arrive dans les fièvres très-graves (la fièvre jaune, par exemple), mais il paraît que ce n'est point de ces ulcérations que M. Chomel veut parler. 5°. Une inflammation se manifeste sur une surface quelconque; cette inflammation est moins violente que la précédente, mais elle est constamment exaspérée par la présence de corps irritans; bientôt l'épiderme est soulevé par une sérosité puriforme; une flictaine se développe, plus tard elle se rompt, le corps irritant se trouve en contact avec la petite ulcération, qui ne tarde pas à s'étendre; ou encore, le point le plus irrité devient le siége d'une petite escarre d'où l'ulcération se propage. Il est probable que la chose se passe ainsi dans la gastro-entérite ordinaire. Il demeure donc constant que les ulcères ne peuvent se former que par un travail inflammatoire, lequel les précède toujours d'un laps de temps assez long; donc la fièvre symptomatique qui accompagne ce travail doit précéder de beaucoup les ulcérations. Il est donc anti-philosophique, anti-analytique, d'isoler ces ulcères de l'inflammation à laquelle ils doivent leur existence.

Le paragraphe qui a donné lieu à ces développemens contient encore une erreur qu'il est important de relever: *la sensibilité du ventre et particulièrement du flanc droit, ne survient chez la plupart des sujets qu'à une époque assez avancée de la maladie, vers le dixième jour environ.* Je n'oserais pas répondre à cela que j'ai observé tout le contraire, que j'ai trouvé le ventre très-sensible à la pression dès le début de la maladie, car on me répondrait probablement que je suis un *fauteur* de la nouvelle doctrine; on récuserait mon témoignage. Pour éviter cela, je vais encore avoir recours aux paroles du maître pour réfuter le disciple : le maître met donc au nombre des symptômes *précurseurs* du typhus, » une douleur fort incommode des lombes, un serrement du creux de l'estomac, §. 172; » et en parlant d'une fièvre bilioso-putride observée par Sydenham, il donne comme un de ses caractères, » douleur dans la région épigastrique, et très-grande sensibilité de cette partie au moindre attouchement, §. 162. » Si cela ne suffit pas pour convaincre, j'en appellerai à notre maître à tous : » Hippocrate, dit M. Pinel, nous a transmis le tableau le plus vrai et le plus frappant d'une fièvre putride ou adynamique continue (liv. 1er des épid., malade 10). Clazomène est pris d'une fièvre *violente;* dès le *commencement,* douleur de la tête, du cou et des lombes..... fièvre aiguë, *région précordiale tuméfiée* sans beaucoup de tension, langue aride... *déjections abondantes et liquides, depuis le début de la fièvre* jusqu'au quatorzième jour, §. 165. »

Or, c'est M. Pinel qui nous donne cet exemple, *comme le tableau le plus vrai et le plus frappant* d'une fièvre putride ou adynamique continue.

2°. *Les ulcères occupent les parties du conduit intestinal,* OÙ LES MATIÈRES SÉJOURNENT DAVANTAGE, *et où elles ont acquis* DES QUALITÉS PLUS IRRITANTES : *on n'en trouve ni dans l'estomac, ni dans le duodenum, où les matières restent, il est vrai, assez long-temps, mais où elles n'ont pas encore subi beaucoup d'altération ; ils sont très-rares dans le commencement et dans toute la longueur du jejunum ; ils* DEVIENNENT PROGRESSIVEMENT PLUS FRÉQUENS, PLUS LARGES, PLUS PROFONDS, *dans les parties de l'intestin plus voisines de la valvule : ils sont* TRÈS-RAPPROCHÉS, TRÈS-ÉTENDUS *sur la valvule elle-même,* A LA FIN DE L'ILÉON, DANS LE COECUM *et dans le colon ascendant.* Vous le voyez, c'est M. Chomel qui parle ! j'espère au moins que dans de pareils cas on ne dira pas que la lésion n'était point en raison de l'intensité des symptômes ! *Ils sont rares dans le reste des gros intestins, sans doute parce que les matières y séjournent peu, étant promptement expulsées dès qu'elles sont parvenues dans le colon trans-*

verse. M. Chomel convient que la lésion existe, voilà le point important. Il veut qu'elle dépende du séjour des matières irritantes. Je pense que ces matières peuvent entretenir et exaspérer l'inflammation (1), mais je n'admets pas qu'elles en soient la cause primitive. Toujours est-il vrai que la cause irritante que notre auteur admet ne peut agir que comme toutes celles de ce genre, en produisant une irritation, puis une inflammation, puis enfin des ulcérations, et tout cela concorde parfaitement avec les principes de la nouvelle doctrine.

3°. *Le siége des ulcères présente encore une autre circonstance qui vient à l'appui de l'opinion que j'ai émise : dans la portion mobile des intestins, ils n'occupent en général que le côté opposé au* LIEN MEMBRANEUX AUQUEL CES VISCÈRES SONT SUSPENDUS, *leur partie la plus déclive par conséquent. Dans le cœcum et dans le colon ascendant, dont la position est fixe et verticale, les ulcères occupent à peu près également toute*

(1) J'ai développé cette proposition dans le Journal général de médecine, cahier de février dernier. Voyez t. LXX, p. 257 et suiv.

la surface intérieure; quelquefois seulement la portion dorsale en offre davantage que l'antérieure, ce qui est conforme à la conjecture que nous avons proposée sur l'étiologie de ces ulcères.

Tout cela est de peu d'importance; la lésion existe: qu'elle ait son siége à la partie antérieure ou à la partie postérieure des intestins, les conséquences, quant aux phénomènes généraux, sont les mêmes. Toutefois, je n'ai point remarqué cette particularité; je veux que ce soit par défaut de recherches assez minutieuses, mais je dois observer que M. Chomel commet encore une erreur physiologique en nous disant que *ces viscères sont suspendus* à des liens membraneux. On croirait, à l'entendre, que les intestins sont suspendus comme des fruits le sont par leur pédoncule; cela est impossible. Dans l'état de vie, il n'y a point de cavité abdominale; les parois de cette région s'appliquent immédiatement sur les viscères qu'elles contiennent, elles les pressent de toutes parts, et conséquemment ne les laissent point pendre. Si M. Chomel veut se convaincre de cela, qu'il fasse une incision au-dessus du pubis, et à la vessie, après l'avoir remplie d'eau; qu'il porte ensuite un doigt dans cet organe, et qu'il fasse écouler l'eau qu'il contient, il verra que ses parois seront toujours appliquées sur l'eau, quoique son volume diminue, et qu'à la fin son doigt sera exactement embrassé par l'organe. Ce simple effet de la pression de l'air extérieur, lui prouvera qu'il n'y a point de vide dans l'abdomen, que par conséquent les viscères n'y sont point abandonnés aux lois de la pesanteur. M. Chomel attribue la présence des ulcères dans la partie des intestins qu'il considère comme la plus déclive, au séjour constant des matières; mais est-il possible que le contenu des intestins ne touche qu'un point de leur surface intérieure? Non, sans doute; et il faut ne voir que le cadavre pour émettre une pareille supposition. Pendant la vie, les intestins se contractent continuellement, et pressent leur contenu, le touchent de toutes parts; mais quand les intestins ne se contracteraient pas, le mouvement continuel que les muscles de la respiration impriment à tout le paquet intestinal, permettrait-il aux matières de ne toucher qu'un point? C'est évidemment impossible.

4°. *Des ulcérations analogues se forment dans diverses parties du corps, à une époque égale-*

ment avancée de la maladie ; telles sont celles qui surviennent quelquefois dans l'intérieur de la bouche, sur les plaies des vésicatoires ; TELLES SONT SURTOUT CELLES QUI SE MONTRENT SUR LES TÉGUMENS DU SACRUM ET DES TROCHANTERS, *et qui ont inévitablement lieu chez les malades qui ne sont pas tenus dans une grande propreté.* LE CONTACT DES MATIÈRES FÉCALES ET DE L'URINE, CONCOURT CERTAINEMENT AVEC LE POIDS DU CORPS A LEUR FORMATION. *Or, toutes ces ulcérations étant manifestement secondaires, et déterminées à la fois par des causes locales et par la disposition générale du malade, il est très-probable que les ulcères internes se forment vers la même époque, et sont* DUS AU CONCOURS DES MÊMES CAUSES LOCALES, OU DE CAUSES A PEU PRÈS SEMBLABLES. Belle conclusion et digne de l'exorde!...

Notre auteur ne torture-t-il pas ici l'analogie, ou, pour mieux dire, n'établit-il pas une analogie où il n'y a aucune conformité, aucune ressemblance? Pour le prouver, examinons son principal exemple : *telles sont surtout celles qui se montrent sur les tégumens du sacrum.* Le sacrum n'est recouvert que par des tégumens minces, et le poids du corps étant en grande partie supporté par cet os dans le décubitus sur le dos, la peau se trouve fortement comprimée entre le lit sur lequel repose le malade et le sacrum, corps dur et inégal; cette pression permanente doit nécessairement causer une irritation, une inflammation ; à cela se joint le contact de matières âcres qui exaspère de plus en plus cette inflammation; la peau se trouve alors, en quelque sorte, soumise aux mêmes causes que le tissu cellulaire du périnée dans les dépôts urineux et stercoraux, et de plus à la pression : doit-on s'étonner que la gangrène s'en empare? Il n'y a là rien d'extraordinaire, la gangrène est le résultat inévitable de pareilles circonstances, et doit se manifester partout où ces circonstances se présentent. Aussi ces ulcérations ne se rencontrent-elles point que dans les fièvres; elles surviennent dans tous les cas où le malade reste long-temps couché sur le dos, quelle que soit d'ailleurs la maladie qui l'oblige à garder cette position. Mais quel rapport cela a-t-il avec les ulcérations du tube digestif? Les intestins sont-ils soumis à une pression permanente? Non, sans doute. Ils contiennent une matière irritante : c'est vrai, mais leur sensibilité est telle qu'il n'en résulte aucune irritation dans l'état naturel; ils sont destinés à contenir cette matière, et leur organisation est appropriée à cette fonction. Il faut donc, pour supposer que les ulcères sont produits par ces matières, admettre que les matières ou les viscères qui les contiennent ont subi quelque modification particulière. Je veux que, dans quelque cas, les matières intestinales aient une acrimonie plus grande, soit que cette acrimonie tienne à la nature des ingesta ou à celle des sécrétions.

A la nature des ingesta : trop long-temps on a porté des irritans sur le tube digestif des fiévreux; trop long-temps, oubliant tout principe de physiologie, on a fait prendre à un malheureux, luttant contre une maladie grave, plus de stimulans qu'il n'aurait pu en digérer dans l'état de santé. Il était faible, dira-t-on; pourquoi voulez-vous donc que ses organes digestifs opèrent un travail qu'ils n'opéreraient pas s'il était fort? Donnez une indigestion à un homme robuste et sain, il sera moins fort; donnez-lui des stimulans pour rétablir ses forces, et causez par-là une nouvelle indigestion, il sera faible; recommencez, l'adynamie viendra probablement; continuez encore, et il succombera. Voilà comme d'indigestion en indigestion, bien des gens sont arrivés au tombeau! Et l'on a nommé cette marche *médecine hippocratique!......* Hippocrate tenait ses fiévreux à une diète sévère, et leur donnait de l'eau de gruau. Cependant, c'est en son nom que l'on administrait, et que quelques-uns administrent peut-être encore, contre les fièvres continues, le quinquina, le vin, le camphre, la serpentaire, et tant d'autres drogues anti-adynamiques!

Revenons. Je disais que les matières intestinales peuvent avoir une acrimonie contre nature, et je viens d'examiner une des causes de cette acrimonie. J'admets qu'il en est une autre tenant au *produit même des sécrétions.* Nous ne sommes plus sous l'empire du galénisme; les humeurs ne jouent plus qu'un rôle très-secondaire dans l'étiologie des maladies. On ne dit plus vaguement que telle ou telle humeur est viciée, et que de là vient telle ou telle maladie; et je ne vois pas ce qui peut porter M. Chomel à établir que les ulcérations sont produites par des matières irritantes, sans en donner aucune espèce de raison. Accuse-t-il la bile d'être plus âcre que dans l'état sain? La bile est le produit d'une sécrétion; je lui demanderai alors si les fonctions de l'organe sécréteur sont troublées, et si cet organe est dans un état pathologique. S'il accuse le suc pancréatique, je ferai la même question pour le pancréas; s'il veut que ce soient les sucs gastriques et intestinaux, je demanderai encore si l'estomac ou les intestins sont malades. Enfin, il me semble qu'un tel vice des humeurs nécessite toujours des irrégularités dans les fonctions des viscères, et que ces irrégularités constituent la maladie première. Que le foie enflammé ne sécrète plus une bile de même nature que dans l'état sain; qu'il en soit de même pour le pancréas, et pour tous les criptes muqueux répandus sur la surface du tube digestif, je conçois cela : l'organe sécréteur étant dans un état contre nature, il ne répugne point d'admettre que le produit de ses fonctions ne soit plus le même, qu'il ait acquis quelque propriété nouvelle, ou perdu quelqu'une de celles qui lui sont propres.

La question doit encore être envisagée sous un autre point de vue : *Les matières intestinales ayant les mêmes propriétés que dans l'état sain, ne peuvent-elles point devenir irritantes lorsque l'organe qui les contient est dans un état pathologique?* Quoique cet organe n'éprouve aucune impression douloureuse du contact des matières, quand son excitabilité est modérée, quand elle est dans les bornes prescrites par la nature, il n'en sera plus de même quand toutes ses propriétés vitales seront exaspérées, et qu'il sera le siége d'une inflammation : alors le contact des matières pourra entretenir et exaspérer l'inflammation, et participer ainsi à la formation des ulcères. Mais cela ne peut avoir lieu que dans le cas où il existe une inflammation, et alors les conséquences, quant à la fièvre, sont bien différentes de celles que M. Chomel déduit de son assertion vague. Dans le fait, d'après la manière dont il la présente, cette assertion n'est qu'une vaine allégation. Les matières sont irritantes, parce qu'il plaît à notre auteur qu'elles soient telles. Il faut que M. Chomel compte beaucoup sur la docilité du lecteur pour émettre de pareils argumens.

Tels sont les motifs qui nous portent à considérer les ulcérations intestinales qui ont lieu fréquemment, mais non constamment, dans le cours des fièvres graves, comme ÉTANT TRÈS-SOUVENT L'EFFET ET RAREMENT LA CAUSE *des sym-*

ptômes qui caractérisent les fièvres. Ces motifs, sans doute, ne peuvent pas porter une conviction entière dans l'esprit, mais ils paraîtront peut-être suffisans pour donner à notre opinion un certain degré de probabilité. Je laisse au lecteur à juger si les faits énoncés par M. Chomel prouvent pour ou contre l'existence des fièvres essentielles.

M. Chomel consacre ensuite deux pages aux fièvres intermittentes. Je m'abstiens d'entamer cette discussion, qui m'entraînerait trop loin. Il faudrait beaucoup de recherches et de rapprochemens pour l'éclairer. D'ailleurs, M. C. l'effleure à peine, et je ne crois pas devoir l'imiter en cela.

Je passe sur une page d'allégations dirigées contre la confiance que mérite l'anatomie pathologique, et j'arrive à l'avant-dernier alinéa.

On a dit et répété que souvent, à l'ouverture des cadavres, on a trouvé des traces manifestes de phlegmasies, chez des individus qui avaient été considérés comme étant atteints de fièvres idiopathiques : NOUS CONVIENDRONS QU'IL EN EST QUELQUEFOIS AINSI, *et nous pensons qu'en proclamant cette vérité,* ON A ÉTÉ UTILE A LA SCIENCE : *mais nous ajouterons que plusieurs fois aussi*

ON N'A TROUVÉ AUCUNE LÉSION APPRÉCIABLE CHEZ TEL SUJET QU'ON AVAIT REGARDÉ COMME ATTEINT D'UNE INFLAMMATION, *et les conséquences opposées, que l'on déduirait de ces erreurs réciproques, n'auraient aucun poids.*

Il y a une chose fort importante à remarquer dans ce passage : c'est que l'on a trouvé *des traces manifestes de phlegmasies*, chez des individus qui avaient été *considérés* pendant leur vie *comme étant atteints de fièvres idiopathiques*, et que notre auteur *convient qu'il en est quelquefois ainsi ;* il a dit, dans une autre partie de son mémoire, que les ulcérations ne sont, chez *la plupart* des sujets, que *l'effet* et non la *cause* de l'affection fébrile; et dans un autre passage, il a répété que ces ulcérations sont souvent *l'effet* et rarement *la cause* des symptômes qui caractérisent les fièvres graves. Il résulte de là que les ulcérations peuvent produire les symptômes de la fièvre adynamique; tandis que, dans d'autres cas, ces ulcérations ne sont qu'un symptôme de cette même fièvre. Pour être juste, je dois dire que cette hérésie physiologique n'appartient point à M. Chomel; il l'a empruntée à M. de Larroque, qui, dans le temps, avança que la gastro-entérite simule parfois la fièvre adynamique, mais que cette fièvre n'en existe pas moins (1).

On m'a toujours appris, et j'ai cru fermement, que les lois de notre économie, comme celles de la nature, sont immuables ; je l'ai cru, et j'ai considéré comme juste cet axiome : *des causes semblables ont des effets semblables ;* j'ai pensé que telle cause morbifique devait toujours produire telle lésion morbide, et que telle autre cause devait produire telle autre lésion. J'ai encore cru fermement que telle lésion organique devait toujours causer telles réactions sympathiques, tels symptômes, et que telle autre lésion d'une nature opposée devait exciter des sympathies, des symptômes opposés. Ce n'est point cela pour MM. de Larroque et Chomel : *l'inflammation*, ou exaltation des forces vitales, produit les mêmes réactions sympathiques que l'*adynamie* ou privation des forces vitales. Ainsi des causes entièrement différentes produisent des effets parfaitement

---

(1) Voyez Observations cliniques opposées à l'Examen de la doctrine médicale, par J. B. de Larroque.

identiques!... Quoi! il existe une pareille incertitude dans les lois de la nature, et tous les élémens ne sont point bouleversés!... Non, tout est calme, tout s'opère d'après des règles constantes : le soleil, en paraissant hier sur l'horizon, a dissipé les ténèbres; aujourd'hui sa présence ne produit point un effet opposé, il ne fait pas nuit à midi. Le vent soufflait hier et agitait les branches de l'arbre qui est devant ma fenêtre; aujourd'hui, le vent souffle, et les branches de l'arbre sont encore agitées. Hier, j'ai laissé échapper un volume du nouveau Journal de médecine, et comme tous les corps pesans, il s'est dirigé vers le centre de la terre; j'en fais de même aujourd'hui, et il se dirige encore vers le centre de la terre, et non vers le zénith; aujourd'hui, comme hier, il tombe et ne s'élève pas. Ainsi donc, les causes qui produisaient hier tels effets, les produisent encore aujourd'hui; elles les ont toujours produits et les produiront toujours. Comment donc concevoir que des causes entièrement différentes déterminent des effets parfaitement identiques? C'est cependant ce que MM. de Larroque et Chomel affirment : au moins si ces messieurs, qui admettent de telles *ataxies* dans les lois de la nature, nous disaient comment l'on peut distinguer les causes opposées produisant des effets semblables, passe; mais non, ils nous laissent dans l'incertitude, et il nous faudra courir la chance de donner des stimulans à contre-temps, ou des anti-phlogistiques mal à propos. Dans cette extrémité, je me rappelle qu'il est constant, d'après l'aveu de M. Pinel, que les trois quarts des fièvres adynamiques de M. Chomel sont des entérites; ainsi voilà trois chances pour une. Je me résigne donc à donner les anti-phlogistiques dans toutes les fièvres adynamiques, persuadé que je remplirai le but de mon art trois fois sur quatre; j'étudierai, je chercherai à reconnaître le quart qui fait exception, et où les anti-phlogistiques doivent être nuisibles. J'ai commencé cette recherche importante, et jusqu'à ce moment j'ai toujours eu affaire aux trois quarts : les anti-phlogistiques ont constamment produit de bons effets.

Je ne puis passer sous silence les expressions suivantes : *on n'a trouvé aucune lésion appréciable chez tel sujet qu'on avait regardé comme atteint d'une inflammation.* Je l'avoue, ce passage me paraît humiliant pour les médecins français, je crains que, connu en pays étranger, il ne soit une tache à la glorieuse réputation dont nous jouissons. Quoi! la science du diagnostic est aussi incertaine en France!... Nous pouvons nous méprendre au point de déclarer qu'il y a inflammation là où il n'en existe pas!... Non! M. Chomel se trompe! J'ai besoin de le croire... sans cela je perdrais une idée qui m'est bien chère.... J'aime mon pays et mon état, j'aime à entendre dire que les médecins français tiennent le premier rang parmi les médecins du monde entier; je suis glorieux de ce qu'aucuns ne les égalent, et cependant si l'assertion de M. Chomel était généralement vraie, ils ne seraient plus les premiers, mais les derniers des pathologistes!.... Leurs rivaux leur rendent plus de justice, et les Anglais même, qui ont de grands titres de gloire, conviennent de leur supériorité. Voici comme s'exprimait le Dr. James Johnson sur ce point, en rendant compte de l'ouvrage de M. Laennec : » Nous avons, dans » maints passages de ce journal, accordé la » supériorité aux Français, à l'égard des recher- » ches pathologiques les plus subtiles; on ne » nous accusera donc point de partialité, si

» nous réclamons la prééminence en thérapeu-
» tique. Nous avons souvent été étonnés de voir
» un médecin français annoncer pendant la vie,
» et démontrer après la mort, les ravages d'une
» *maladie inflammatoire*, et cependant se borner
» à prescrire les remèdes les plus inertes, en
» raison d'une sorte de crainte superstitieuse
» pour ce qu'il nomme remède héroïque, et
» d'un attachement opiniâtre pour la *médecine*
» *expectante*. Nous avons souvent fait remar-
» quer que nos compatriotes pèchent par trop
» de hardiesse dans l'emploi de la saignée; mais
» les Français tombent dans l'extrême opposé,
» nous en sommes persuadés par la méditation
» de leurs écrits. *Nous pensons que les deux*
» *partis doivent réciproquement mettre à profit*
» *leurs erreurs et leurs vérités.* » (J. Johnson's *Medico-chirurgical journal*, t. II, p. 472) (1).

---

(1) Ce passage fait honneur à la philanthropie du Dr. James Johnson ; et les efforts qu'il fait pour propager les découvertes qui se font en ce pays par la voie de son excellent journal, méritent la reconnaissance des médecins anglais. Les médecins français lui en doivent également beaucoup pour la candeur, la franchise et

Le reproche de timidité que nous fait ici le Dr. Johnson, était fondé avant la propagation de la nouvelle doctrine, mais je ne pense pas qu'on puisse nous l'adresser aujourd'hui.

Nous remarquerons, en terminant ce mémoire, que la question relative à l'existence des fièvres est peut-être dans le fond moins importante qu'elle ne le paraît au premier abord. Il ne fut jamais question plus importante en médecine; il n'en fut jamais de la solution de laquelle dépendît plus immédiatement la vie d'un grand nombre de sujets. Jamais maladie ne fut l'objet de plus de contestations, de plus de controverses que les fièvres : combien n'a-t-on pas enfanté d'hypothèses chimériques et ridicules! combien n'a-t-on pas fait de systèmes absurdes sur elles! Les uns, par la plus dégoûtante théorie, abandonnaient notre corps aux lois chimiques pendant notre vie même; les autres faisaient de nos organes un cloaque impur, où s'accumulaient les crasses et les saburres; les autres, dans leur *chimicomanie*, créaient des fièvres

---

l'impartialité avec lesquelles il rend compte de leurs écrits : il est impossible de trouver un juge plus impartial et plus éclairé.

oxigénèse, hydrogénèse, etc., etc., etc. En finirais-je, si je voulais rapporter tous les rêves fantastiques dont les fièvres furent l'objet?.. Et partant de ce point, peut-on calculer le nombre de théories versatiles auxquelles elles auraient encore donné lieu, si la nouvelle doctrine n'avait fixé leur caractère d'une manière invariable? On me répondra peut-être, que cette doctrine sera, comme toutes celles qui l'ont précédée, remplacée par une autre qui, à son tour, le sera aussi. Je demanderai à ceux qui me feront cette objection, si la nature de la péripneumonie fut l'objet de contestations, et si l'on pourra encore contester à l'égard des fièvres, quand il sera généralement reconnu qu'elles tiennent à des inflammations aussi tranchées que la péripneumonie. Non, un jour, pour le bien de l'humanité, le terme de *fièvre essentielle* sera rayé des cadres nosologiques!

Il ne s'agit en effet que de CHANGER LE NOM DE QUELQUES MALADIES. En quoi consistera ce changement? Notre auteur, qui le juge nécessaire, ne pouvait-il nous faire part de ses idées à cet égard? Conservera-t-il toujours la dénomination de *fièvre adynamique*, purement et simplement? ou bien l'appellera-t-il *fièvre gan-*

greneuse, ou bien *fièvre adynamique avec inflammation de l'estomac et ulcération des intestins*, ou bien *fièvre adynamique avec irritation stercoraire?* Il serait essentiel de savoir cela, car le traitement doit varier suivant que l'on adoptera telle ou telle de ces dénominations. Fièvre adynamique : et l'on suivra l'ancienne manière de faire, c'est-à-dire, on donnera force stimulans. Fièvre adynamique avec inflammation de l'estomac et ulcération des intestins : alors il faudra donner force stimulans pour l'économie en général, et des adoucissans pour le tube digestif en particulier; à moins qu'on ne s'en tienne aux anciens erremens, savoir : que la gastro-entérite n'est là que maladie secondaire, et que le traitement doit être dirigé contre la maladie principale (l'adynamie, la faiblesse), sans tenir compte de l'exaspération des forces qui dévore le tube digestif, et de même pour la péripneumonie ou toute autre *inflammation compliquant la fièvre adynamique*. Fièvre gangreneuse : pour beaucoup de gens, la gangrène est produite par un fantôme septique; alors on donnera des anti-septiques. Fièvre adynamique avec irritation stercoraire : alors il faudra savamment combiner les fortifians avec les évacuans, chasser toutes ces matières qui font des ulcères, et relever les forces prêtes à s'éteindre. Quand nos antagonistes, après avoir bien pesé le pour et le contre, auront adopté une de ces dénominations, nous les en féliciterons : ils ne seront plus réduits à combattre un être qu'ils ne connaissent pas, un être dont *l'essence leur échappe*.

Maladies dont les causes, les symptômes et la marche ont été bien décrits. J'ai démontré comme on a bien connu les symptômes et la marche de la gastrite et de l'entérite, isolées ou réunies.

Et auxquelles toutes les méthodes de traitement ont été essayées et jugées. Certes, toutes les méthodes de traitement ont été essayées, et cela prouve le peu de fixité des idées émises sur les fièvres; elles ont été toutes jugées par certains : oui, mais non par les partisans de la fièvre adynamique; car aucun n'a d'idées fixes, tous vont d'hésitation en hésitation, toujours timides, toujours incertains, parce qu'ils n'ont point vu le but, et qu'ils ne se conduisent que par quelques indices trompeurs, et surtout parce que l'ennemi qu'ils cherchent à combattre, garde constamment son attitude menaçante jusqu'au terme de la lutte, lequel, heureux ou fatal, arrive sans qu'on puisse dire ni pourquoi ni comment. Toutefois, de quelque manière que la scène se termine, on trouve toujours moyen de se féliciter, ou au moins de ne point se faire de reproches. Que le lecteur me permette de lui raconter mon propre aveuglement en ce genre, dans une circonstance qui ne sortira jamais de ma mémoire.

Je venais de soutenir ma thèse, et me trouvant encore trop jeune pour exercer, je continuais à profiter des moyens d'instruction qu'offre le séjour de Paris. J'étais plein de la Nosographie philosophique. Un vieux ami, qui me voyait avec bienveillance, avait chez lui un jeune Prussien qui tomba malade; il me pria de lui donner des soins. Ce jeune homme, fort et robuste, avait une fièvre violente depuis trois jours; la peau était brûlante, le pouls dur et accéléré, la langue sale, la bouche pâteuse et amère, la soif vive, les nausées fréquentes. (Voilà, me dis-je, une fièvre méningo-gastrique; la première indication est d'évacuer les premières voies.) En conséquence, je prescrivis un vomitif et de l'eau d'orge acidulée avec l'acide sulfurique. Mon malade vomit beaucoup de bile, et *le délire se manifesta le soir même.* (Que j'ai bien fait, me dis-je, de donner un vomitif avant que le délire se soit manifesté ! je n'aurais pas pu le donner après, et il est important que les premières voies soient évacuées : j'ai saisi l'à-propos.) Le lendemain, la langue était sèche, âpre, les traits grippés, le pouls concentré; le malade était agité, se découvrait, portait souvent ses mains à sa tête. Je craignis l'adynamie; je substituai donc à l'eau d'orge l'infusion d'arnica, et je prescrivis une potion avec des eaux aromatiques, le musc, le camphre et le sirop de quinquina. Le jour suivant, il n'y avait plus à en douter, non-seulement l'adynamie était déclarée, mais l'ataxie aussi. (J'ai bien fait, me dis-je, de prescrire l'infusion d'arnica, et ma potion *anti-spasmodico-tonique.*) Traits profondément altérés, dents encroûtées, langue fuligineuse, sèche, rôtie; prostration des forces, somnolence, loquacité : vésicatoires aux jambes, et deux gros de quinquina ajoutés aux premiers moyens. Le lendemain, les symptômes étaient plus intenses.

Demi-once de quina, mélange de vin, d'alcool, de mélisse et de sirop (1). (J'ai été heureux de reconnaître l'adynamie de bonne heure, me dis-je, je n'ai point perdu de temps pour administrer les toniques.) Mon pauvre malade allait de pis en pis; le coma survint; j'appliquai des vésicatoires aux cuisses, je prodiguai le quina, le vin généreux et tous les fortifians, et la prostration des forces était de plus en plus grande. La gangrène s'empara des vésicatoires et des tégumens qui recouvrent le sacrum. Au dix-septième jour, je n'espérais rien de mon malade. Une diarrhée de sang se manifesta. Je fus effrayé; et je pensai que cette évacuation allait infailliblement conduire au tombeau, un homme qui était dans un tel état de prostration et d'adynamie. Je relus la Nosographie, et je vis que cette diarrhée de sang est parfois critique des fièvres adynamiques; et M. Landré Beauvais la plaçant au nombre des signes favorables, je fus rassuré. Toutefois l'hémor-

---

(1) Potion cordiale du formulaire des hôpitaux militaires.

ragie m'occupait; je voulais me rendre compte de son heureux résultat, mais ne le pouvant, je restai dans le doute philosophique. Considérant cette hémorragie comme une crise, je m'imposai la loi de ne point troubler les efforts de la nature; je supprimai tous les médicamens, et ne donnai autre chose que de la limonade vineuse. La diarrhée de sang continua, et mon pauvre malade recouvra la santé après une très-longue convalescence. Dans quelque lieu qu'il soit, je lui en demande bien pardon, je n'avais que de bonnes intentions; mais je fis tout ce qu'il fallait faire pour qu'il ne pût jamais se plaindre de moi.

Si le lecteur a suivi avec attention, il a vu que le vomitif exaspéra les symptômes, et que je m'applaudis d'avoir donné l'émétique avant cette exaspération; que, craignant l'adynamie, je donnai des stimulans, lesquels exaspérèrent encore les symptômes, et je m'applaudis d'avoir prévu l'adynamie (1). Voilà une méthode

---

(1) A côté de cette preuve des effets fâcheux que produisent les stimulans et les toniques dans la mala-

de traitement par laquelle *j'ai guéri*, pour parler le langage ordinaire. Que le lecteur me

---

die nommée *fièvre adynamique*, je puis joindre d'autres preuves tirées de la Médecine clinique du professeur Pinel. J'aime à m'appuyer des écrits de ce médecin célèbre, en combattant les opinions de certains de ses disciples, dont il désapprouve peut-être le zèle :

» Un médecin, dit-il, fut appelé auprès d'un malade, le huitième jour de sa maladie. Il reconnaît une faible fièvre adynamique : le traitement anti-adynamique est employé. *Dès le soir de ce même jour, anxiété plus prononcée, regard étonné, chaleur, et pouls beaucoup plus fort, abattement général.* Pendant deux jours, *on augmente les doses du traitement tonique, toujours avec moins de succès;* une odeur très-fétide se manifestait déjà dans l'haleine.

» On ne fit plus usage que d'une *limonade végétale*, prise par verres à une heure de distance ; de lotions froides (très-agréables au malade), à chaque demi-heure, excepté la nuit, sur le front, le cœur, la plante des pieds, et d'un demi-lavement d'eau de graine de lin également froide.

» Trois jours après l'usage continué de ces moyens, et douze jours après l'invasion de la maladie, le pouls et la chaleur étaient tombés; une sueur légère humec-

permette de lui citer encore un exemple qui restera toujours gravé dans ma mémoire.

On commençait à parler de la nouvelle doctrine, mais fort vaguement; un de mes anciens camarades, enthousiaste si jamais il en fut, vint me voir. Ce pauvre garçon était si transporté de voir enfin clair en médecine, qu'il ne se possédait plus. Il s'écriait avec une volu-

---

tait la peau, la faiblesse était encore assez grande; au treizième jour, la convalescence était parfaite.

« Une jeune fille parvenue au second degré et au septième jour de la maladie, fut traitée, le premier jour de son entrée à l'Hôtel-Dieu, par une *décoction de quinquina, de pilules de camphre. L'affection empira, l'agitation et la chaleur augmentèrent; au neuvième jour, saignée qui parut favorable;* sueur légère, sommeil. Les deux jours suivans, on fit des lotions d'eau froide, et un simple demi-lavement; les dix, onze et douze, convalescence. » (*Médecine clinique*, troisième édit., pag. 85—86.)

Voilà deux cas dans lesquels deux méthodes de traitement furent employées : l'une anti-adynamique, et la fièvre adynamique fit des progrès rapides; l'autre anti-phlogistique, la prétendue adynamie étant développée, et tous les symptômes s'amendèrent, l'adynamie disparut.

bilité surprenante : On guérit la fièvre adynamique avec des sangsues et les anti-phlogistiques; la meilleure manière de redonner des forces est de saigner!... Il continua sur le même ton pendant près d'une demi-heure; il parla d'assassin, d'incendiaire; je ne pouvais comprendre tout cela, et je crus fermement que mon ami avait perdu la tête. Je le lui dis franchement : il m'appela routinier, assassin, incendiaire, et s'en fut en prédisant d'un ton d'inspiré, que je partagerais un jour sa manière de voir. Cependant, je me rappelai qu'il m'avait cité le nom d'un autre de mes camarades que j'avais toujours connu pour un homme de sens. Je fus le voir, et lui racontai mon aventure. » Il s'est mal expliqué, me répondit-il, on guérit la fièvre adynamique avec des sangsues, parce que la fièvre adynamique n'est point une fièvre asthénique, mais une inflammation du tube digestif. Je t'engage à revenir à l'École et à suivre M. Broussais; tu te convaincras de cette importante vérité.»

J'allai effectivement au Val-de-Grâce dès le jour suivant, mais avec une prévention défavorable. Je ne vis rien de remarquable pendant trois ou quatre jours; j'observai seulement que les salles de M. Broussais, où j'avais fait le service d'interne quelques années auparavant, renfermaient peu de maladies graves, pendant qu'elles en contenaient beaucoup à l'époque dont je viens de parler; et je pensai que cela tenait à la constitution atmosphérique. Enfin on évacua des salles d'un autre médecin, le nommé Charéron, jeune soldat, que ceux qui suivaient alors M. Broussais doivent se rappeler. Cet homme était au cinq ou sixième jour d'une fièvre adynamique, traitée par les stimulans. Les symptômes étaient des plus tranchés : face grippée, œil morne, langue sèche, fuligineuse, dents encroûtées d'un enduit brun et tenace; peau brûlante, pouls vite, petit, serré; respiration accélérée, décubitus sur le dos. On me fit remarquer le météorisme et la sensibilité du ventre. (Nous allons voir, me dis-je; voilà bien une fièvre adynamique.) Prescription : vingt sangsues à l'épigastre, cataplasme émollient sur l'abdomen, eau de gomme. Je crus le pauvre Charéron mort. Il m'occupa toute la journée. J'arrivai à son lit de très-bonne heure le lendemain, pensant le trouver aux abois. Quelle fut ma surprise! l'altération des traits était beaucoup moindre, la langue était humectée, le pouls plus souple, moins vite, la peau moins brûlante, le ventre moins douloureux.--Quinze sangsues, mêmes moyens. Le lendemain, la face n'avait plus cette expression de douleur qu'elle présentait encore la veille, la langue était humide et commençait à se nettoyer, le pouls était souple, et ne donnait que soixante-quinze pulsations par minute. —Six sangsues, mêmes moyens; dès lors Chaéron se rétablit graduellement et avec promptitude. Je fus ébranlé. Jamais je n'avais vu un tel résultat suivre l'administration des toniques : le soulagement avait immédiatement suivi l'emploi des anti-phlogistiques et ne pouvait être attribué à d'autres causes. J'eus bientôt de nouveaux exemples. Je fus surtout éclairé par l'ouverture de sujets morts de fièvre adynamique, traitée par le quina. Je vis l'estomac enflammé, souvent noir dans plusieurs points, les intestins enflammés, ulcérés; je vis fréquemment jusqu'à trois invaginations dans le cours de l'intestin grêle (M. Chomel n'en parle pas), et je me rendis compte du hoquet opiniâtre qui accompagne parfois les fièvres graves. Voilà ce que j'observai, et mes recherches ultérieures n'ont jamais démenti la conclusion que j'en tirai, savoir : que les symptômes de la maladie nommée *fièvre adynamique*, sont dus à une gastro-entérite. Et je certifie ici qu'il n'y a pas de point en médecine sur lequel j'élève moins de doute que sur celui-là.

Que M. Chomel, après de tels faits, dise vaguement qu'on a employé presque toutes les méthodes de traitement, sans citer un résultat : nous prouvera-t-il quelque chose? Je m'étonne qu'il ne se soit pas aussi appuyé des observations rapportées dans le nouveau journal, dans lesquelles on guérit des *inflammations adynamiques* MALGRÉ l'emploi des toniques. Certes oui, la guérison est survenue dans ces cas *malgré* un traitement contraire, et personne n'enviera au médecin qui l'a employé, l'honneur de devenir fameux en guérissant *malgré* les principes.

Ce n'est pas sous cet aspect que les choses se montrent aux FAUTEURS *du nouveau système ; mais si nous ne nous trompons pas, c'est à peu près à cela que se réduira un jour cette grande question. Fin.* Oui, à cet égard, comme pour le reste, nos opinions sont entièrement opposées à celles de M. Chomel : nous pensons qu'il ne peut y avoir de système solide que celui qui s'appuiera sur l'anatomie pathologique; nous pensons qu'il ne suffit pas d'invoquer à chaque page cette science, qu'il faut encore en comprendre l'utilité, et que pour la rendre utile il faut lui associer la physiologie. A quoi nous servira, en effet, que l'on ait trouvé le cerveau gorgé de sang, ses ventricules distendus par un épanchement séreux, les poumons hépatisés, les cavités pleurales contenant une plus ou moins grande quantité de sérum, le foie très-volumineux, la rate réduite en une sorte de putrilage, l'estomac rouge, les intestins ulcérés, les glandes mésentériques engorgées, etc., etc, si l'on n'en déduit aucune conséquence, si l'on ne fait entrer ces lésions pour rien dans la production des symptômes, si on laisse subsister des classifications et surtout des méthodes de traitement basées sur quelques apparences extérieures; si, enfin, on néglige toutes les analogies et toutes les inductions? Les partisans de la nouvelle doctrine désirent que la science s'élève sur trois grandes

6

bases : l'observation, l'anatomie pathologique et la physiologie; ils veulent qu'on cesse de voir les individus et leurs intérêts particuliers, pour ne voir que les choses et les intérêts de tous; voilà ce qu'ils veulent, et l'humanité applaudit à leur résolution.

FIN.

www.ingramcontent.com/pod-product-compliance
Ingram Content Group UK Ltd.
Pitfield, Milton Keynes, MK11 3LW, UK
UKHW020315220726
13923UKWH00003B/1167

9 782019 964986